QUELQUES MOTS

SUR LE

Magnétisme

ANIMAL,

SUIVIS D'UNE

OBSERVATION DE VARIOLE CONGÉNIALE,

PAR L.-A. BAUDOT,

Docteur en médecine.

Prix : 1 Fr.

1839

SE VEND A ROUEN,

Chez l'auteur, boulevard Beauvoisine, 74.

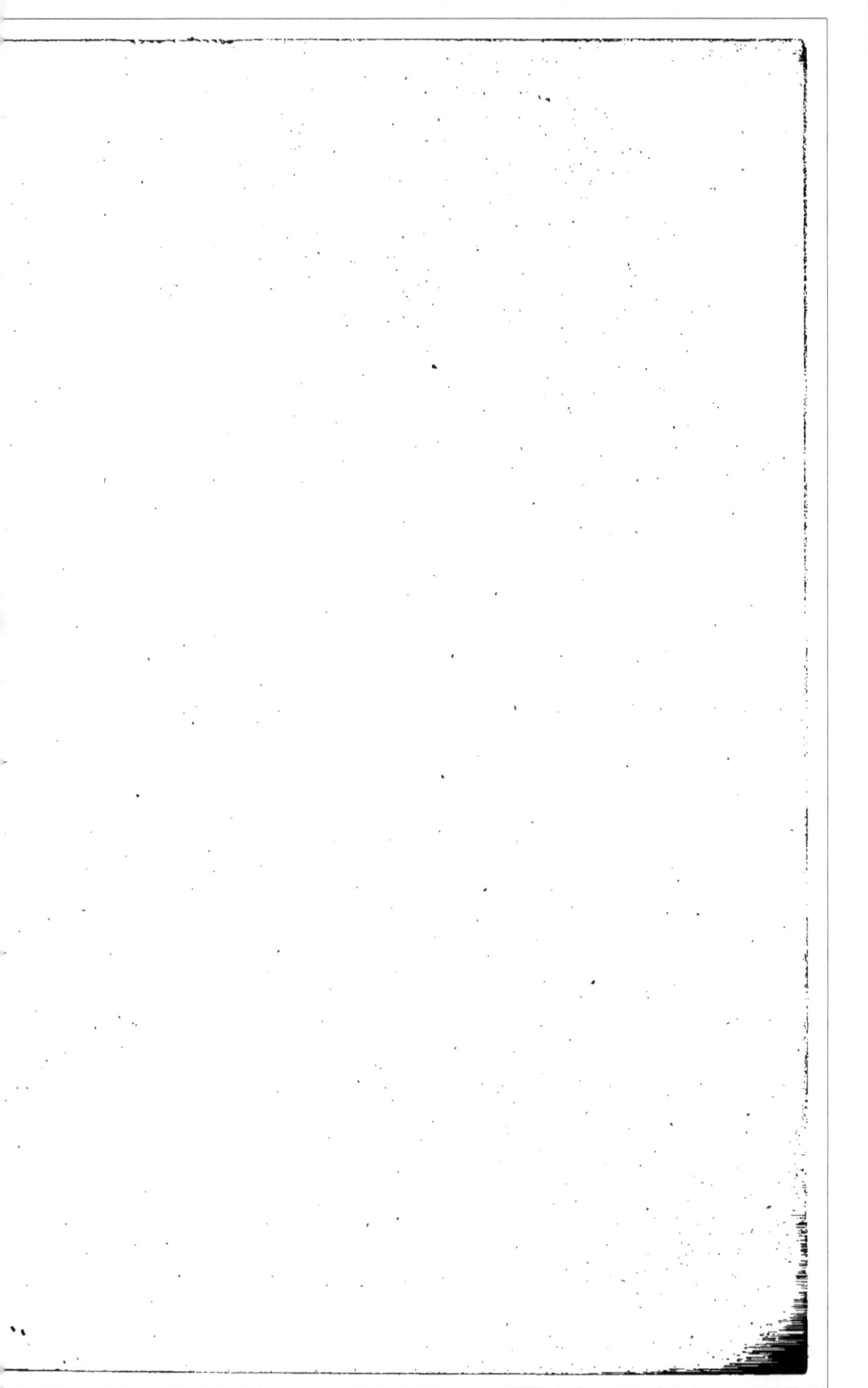

QUELQUES MOTS

SUR LE

MAGNÉTISME

ANIMAL,

SUIVIS

D'UNE OBSERVATION DE VARIOLE CONGÉNIALE,

PAR L.-A. BAUDOT,

Docteur en médecine.

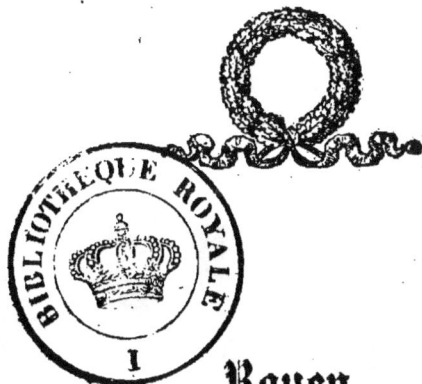

Rouen.

IMPRIMERIE D'ALLEAUME,

RUE DU GRAND-MAULÉVRIER, 11.

1839.

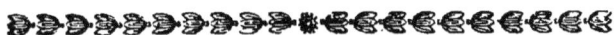

Quelques Mots

MAGNÉTISME ANIMAL.

I.

Depuis les débats scientifiques qui eurent lieu naguère à l'académie royale de médecine de Paris, au sujet des expériences magnétiques des médecins Bernier et Berna, des personnes de la ville de Rouen dont je me suis attiré l'estime et la bienveillance, m'engagent et me pressent à dire ce que je pense sur le magnétisme animal. Écrire sur un tel sujet, c'est travailler dans un champ où l'on doit recueillir des fruits de toute espèce ; cependant, je dirai ce que je pense, sous l'égide de la liberté , non pas de cette liberté licencieuse qui réclame l'impunité ; mais de cette liberté morale, flambeau des rois et des peuples; avec elle, lumière, science, prospérité, bonheur, la vie ! sans elle, obscurité, ignorance, fanatisme et désordre, la mort !....

C'est donc sous l'égide de cette liberté philantropique et sévère que je vais écrire; je ne chercherai point à convaincre, j'exposerai franchement mon opinion , opinion formée par l'expérience et la méditation.

Qu'est-ce que le magnétisme ? Peu de personnes ont répondu franchement à la question. Dans le doute, abtiens-toi, c'est prudence ; mais cependant, si l'intérêt de la société, si le bonheur des hommes, peuvent émaner du magnétisme, pourquoi ne pas répondre de suite à la question et dire : Moi j'entends par magnétisme l'action d'accumuler dans un corps organisé, vivant, le fluide qui le fait vivre et qui le régit, lequel j'appellerai *fluide magnétique, ou l'âme*; mais comment accumuler dans ce genre de corps un fluide impondérable si puissant ? Réponse : Par la seule force de la volonté.

Etablissons d'abord notre théorie : la différence qui existe entre un corps vivant et un cadavre, est celle-ci, que le corps vivant est un réservoir parfait, propre à contenir et retenir le fluide magnétique ; que le corps mort ou cadavre est un réservoir imparfait qui ne peut plus contenir et a laissé échapper le fluide magnétique ou l'âme. Tous les corps vivants sont donc des réservoirs propres au fluide magnétique ? oui, tous les corps vivants sont des réservoirs parfaits du fluide magnétique, et tout cadavre a cessé de l'être ; et, sous l'influence des agents chimiques, il rentre dans la classe des corps *brutes* et *inorganiques.*

Ainsi, le fluide magnétique, vivificateur et animateur de tous les êtres organisés, fait leur force et leur énergie ; si ce même fluide est accumulé naturellement dans un corps organisé, muni de cerveau, ce corps, dans son espèce, a le plus d'intelligence et de génie ; accumulé par le magnétisme dans un de ces corps (*race humaine*), bientôt se présentent les phénomènes suivants : engourdissement, somnolence, état

apoplectique, magnétique par surabondance de
fluide; mais aussi de là intelligence extrème, pers-
picacité extraordinairement étendue, sensation
perçue à des distances immences, prévisions;
tous phénomènes d'abord inconcevables et qui
peuvent cependant s'expliquer en admettant
notre théorie.

Ainsi donc, j'entendrai par magnétisme animal l'accumulation dans un corps organisé vivant du fluide vivificateur et percevant par la
seule force de la volonté.

L'homme, et même les animaux, peuvent donc
être magnétisés? Oui. Qui ne connait les ouvra-
ges qui ont traité cette matière et les expériences qui ont été faites à cet égard par des hommes dignes de foi et des savants distingués?

Qui ne sait que les animaux se magnétisent
entre eux? Le chien ne magnétise-t-il pas la
caille, la couleuvre, la grenouille? Beaucoup
d'oiseaux de proie ne tirent-ils pas du magnétisme un puissant moyen de s'emparer de leur
victime?

Le magnétisme animal était reconnu dans les
temps les plus reculés; les temples anciens n'a-
vaient-ils pas leurs initiés, leurs grands-prêtres
ou Hyérophantes, leurs Pythonisses ou Somnam-
bules? quel est l'homme qui, ayant médité sur
les phénomènes de la vie, n'a pas reconnu dans
le magnétisme une puissance immense que la
sagesse doit seule employer?

Examinons d'abord le magnétiseur : tout être
vivant pourvu de volonté peut magnétiser. Par-
lons du magnétisme dans la race humaine: toute
personne, pour obtenir des effets magnétiques
sensibles, doit avoir une volonté ferme, être
capable de rester très long-temps dans la même

idée de volonté; toute personne vive, d'une mobilité très-grande d'idées, magnétisera très-difficilement; il suffit, quand on est doué d'une volonté ferme, de toucher la personne soumise à l'expérience pour obtenir très-promptement des effets magnétiques; ordinairement c'est le front ou l'épigastre que le magnétiseur devra toucher pour que le fluide passe plus promptement chez le magnétisé, et il suffit des seules forces de la volonté pour magnétiser une personne déjà soumise plusieurs fois et avec succès aux épreuves magnétiques; pour le magnétisé, il doit être sans volonté, insouciant; il devra se livrer à son magnétiseur sans méfiance, sans arrière-pensée, faisant, en quelque sorte, abnégation de lui-même; les personnes d'une constitution faible, cependant sensibles et très-impressionables, sont les plus propres à recevoir le fluide magnétique, qui produit chez elles des phénomènes remarquables.

II.

EFFETS DU MAGNÉTISME.

La personne magnétisée par un magnétiseur qui veut le somnambulisme, sent d'abord comme un nuage couvrir sa vue, ses bras et ses jambes deviennent pesants, bientôt ses yeux se ferment et le somnambulisme commence; c'est alors que le magnétisé est tout-à-fait réduit au pouvoir du magnétiseur; point de sensibilité sans sa volonté; l'âme du magnétisé entassée, en quelque sorte, dans son cerveau, donne à celui-ci une expansion immense de relations; le magnétiseur peut, à son gré, faire voyager l'âme de son magnétisé, et apprendre de lui ce qu'aucun mortel n'a pu jusqu'à présent ni penser, ni prévoir. Je m'arrête ici dans la description des phénomènes magnétiques ; les dire à ceux qui en ont été témoins, c'est inutile ; à ceux qui ne les ont pas vus, c'est inutile encore ; il sont tellement au-dessus de toute croyance, qu'il faut les voir pour les croire ; voyez et croyez, faites comme moi : *quære et invenies.*

On peut aussi agir sur une personne sans l'endormir, on peut même agir sur plusieurs, et mieux encore, on peut magnétiser les masses.

On magnétise les masses par le génie et le courage, qui ne sont qu'une force extrême de volonté, *mens ruit molem* ; la volonté anime la matière, à plus forte raison l'être organisé doué déjà du principe ou fluide magnétique d'où émane la volonté : que d'exemples de ces magnétiseurs, de ces orateurs ou sacrés, ou profanes, qui ont fait mouvoir les masses, selon leurs caprices, armés d'une volonté ferme ! de ces héros, hommes de génie et courageux, qui entraînaient après eux des êtres qui n'avaient jamais pensé à la puissance d'une volonté solide, et basée au moins sur une de ces trois vertus sublimes, inséparables des grandes choses, la foi, l'espérance et la charité ! Je me propose de parler un jour de ces trois puissances magnétiques.

III.

QUELS FRUITS LA SOCIÉTÉ ACTUELLE PEUT-ELLE RETIRER DU MAGNÉTISME ?

Beaucoup de mauvais et beaucoup de bons ; l'homme étranger aux connaissances anatomiques et physiologiques peut faire un mal irré-

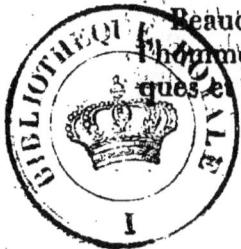

parable à son magnétisé ; il peut le mettre dans
un état d'aberration vitale, tel que son pouvoir
magnétique ne pourra l'en retirer; il existe un
grand nombre d'exemples de ces tristes acci-
dents. Un magnétiseur à imagination mobile,
à idées extravagantes, presque fou, si je puis me
servir de cette expression, peut rendre folle la
personne soumise à l'épreuve magnétique et la
faire tomber pour jamais dans un état d'aliéna-
tion mentale; outre les incisions, les brûlures,
les cautérisations pratiquées par des ignorants
sur le magnétisé insensible, qui, sorti de son
état de magnétisme, reste estropié, les mau-
vaises directions de volonté sur des organes im-
portants à la vie peuvent pervertir la sensibilité
de ces organes et produire des phénomènes mor-
bides terribles.

Dans les temps anciens, les prêtres seuls ma-
gnétisaient ; ils habitaient l'intérieur des temples, et, pour être initié aux mystères magnétiques et pénétrer jusqu'au sanctuaire, il fallait
passer par des épreuves de courage, de science
et de sagesse; le vulgaire profane, parmi lequel
on voyait souvent des rois, restait sur les par-
vis du temple, et la Pythonisse ou somnambule,
magnétisée par le grand-prêtre ou l'Hiérophante,
rendait les oracles; les malades y venaient cher-
cher leur guérison et les héros des encourage-
ments à leurs entreprises; la Sagesse présidait au
magnétisme, et depuis qu'elle s'est envolée de
la terre, le magnétisme a disparu avec elle; les
idées de luxe, de fortune, de richesses, ayant
remplacé les idées simples, naïves et modestes
des temps anciens, et l'égoïsme, monstre hi-
deux, informe, fait d'or, de luxure et de boue,
rendent le magnétisme presqu'imposible et dan-

gereux à l'époque où nous vivons et dans la manière d'être de notre sociabilité.

Je citerai un seul exemple à cet égard : appelé
à donner mes soins à une dame affectée de pal-
pitations de cœur, voyant que les conseils de
médecins les plus distingués de l'Europe et les
miens ne produisaient aucun effet, qu'au con-
traire la maladie semblait empirer sous l'influence des divers traitements, je proposai au
mari de la malade les moyens magnétiques ; le
docteur X....., homme recommandable, tant
par ses vertus philantropiques que par ses connaissances en médecine, fut le magnétiseur de
ma malade; il obtint bientôt un somnambulisme
parfait et une lucidité extraordinaire ; mais
qu'arriva-t-il, grand Dieu ! la magnétisée, pous-
sée par son magnétiseur à dévoiler les causes
de sa maladie, nous dit que la difformité qu'elle
avait à la figure était le résultat d'un coup que
son mari lui avait porté étant en colère contre
elle pour des reproches qu'elle lui faisait sans cesse
d'avoir mis aux enfants trouvés un petit être
né d'eux et avant leur mariage; elle nous dit de
plus que son mari aimait actuellement une de
leurs parentes, âgée de dix-huit ans, reçue en
leur maison pour les servir en qualité d'amie, et
que cette inclination de son mari la ferait mou-
rir. Tout ce que la malade révéla dans son sommeil magnétique était vrai; et, pour nous assurer
de la réalité du somnambulisme, nous eûmes
recours à tous les moyens employés par les magnétiseurs instruits pour s'assurer de la vérité
dans pareille circonstance : il est inutile de dire
ici les troubles que ces révélations jetèrent dans
la famille ; pour moi, je fus regardé d'un mauvais œil, et le magnétiseur ne resta le médecin

de la malade que par la force de son pouvoir magnétique.

Qu'est devenue la malade magnétisée ? Je ne puis répondre à cette question ; car, en ce moment, je quittai Paris, souffrant moi-même, et ayant besoin de grand air et de repos.

Le magnétisme est surtout dangereux quand le magnétisé est sous la puissance magnétique d'une personne ignorante et distraite, qui peut faire réfléchir dans l'esprit de son magnétisé ce qu'elle pense elle-même ; la distraction est une chose qui influence d'une manière particulière sur l'action magnétique. Je citerai un seul exemple pris dans les animaux : Lorsque le chien tient en arrêt une caille, qu'il soit distrait, aussitôt l'oiseau magnétisé s'échappe et *coule*, comme disent les chasseurs.

Pour un exemple d'une somnambule qui aura dit la vérité, on peut en offrir deux dans lesquels elle se trompe. Eh ! pourquoi ? Parce que nos connaissances en magnétisme ne sont ni assez précises, ni assez profondes, et que, pour bien magnétiser, il faut avoir des vertus que tout le monde n'a pas : loin du magnétisme l'ignorance, le fanatisme et la cupidité ! Un moyen si puissant ne peut être confié qu'à l'expérience et à la moralité d'hommes recommandables, tant par leurs vertus philantropiques que par leurs sciences profondes en zoologie, physiologie et philosophie, d'hommes qui ont plus d'une fois médité sur la matière et l'esprit, sur la mort et la vie ; certes, par de tels hommes, le magnétisme peut être employé avec bonheur, et comme médecin, je me fais un devoir d'indiquer deux circonstances dans lesquelles le magnétisme peut rendre de très-grands services à l'humanité :

La première, lorsqu'une opération, doulou-
reuse et sanglante doit être pratiquée sur une
personne qui peut être mise facilement dans le
sommeil magnétique. Il y a quelques années
qu'une dame, demeurant rue Saint-Denis, à
Paris, mise dans le sommeil magnétique par le
docteur Chapelain, subit l'ablation d'une ma-
melle cancéreuse et fut pansée, sans s'en douter,
très-étonnée de trouver, à son réveil, l'opération
terminée et parfaitement faite par le docteur
Cloquet, alors chirurgien en chef adjoint de
l'hôpital Saint-Louis.

La seconde, dans les maladies dont le diagnos-
tic est obscur et les causes, éloignées ou pro-
chaines, sont difficiles à saisir. Dans les cas où
les indications thérapeutiques sont impossibles
à remplir, un médecin qui se trouve dans la ca-
tégorie des hommes recommandables cités plus
haut, peut tirer un bon parti du magnétisme
animal. Je pourrais donner un grand nombre
d'observations à l'appui de ce que j'avance; je
me contenterai d'en citer une seule :

En 1826, à Paris, appelé à donner mes soins
à une dame âgée de trente-deux ans, coutu-
rière, demeurant rue du Cloître-Saint-Honoré,
n° 14, j'invitai le docteur Chapelain, qui se trouvait en ce moment dans mon cabinet, à m'accom-
pagner : nous trouvâmes une personne affectée
de vomissements continuels et dans un état de
faiblesse tel, que l'acte du vomissement pouvait
à peine s'effectuer; le pouls était misérable, à
peine sensible : elle était mourante. Nous recon-
nûmes une hernie ombilicale du volume d'un
œuf de poule; il y avait étranglement, et la ré-
duction était impraticable sans opération. La
grande débilité de la malade rendait tout im-

possible; c'était une femme perdue. A peine la
cause prochaine de la maladie fut-elle bien cons-
tatée, que M. Chapelain magnétisa la mourante
avec toute la force magnétique, toute la science
et la charité qui lui font tant d'honneur; dans
quelques minutes, la malade fut tout-à-fait sous
le pouvoir magnétique du magnétiseur, qui ré-
duisit la hernie et appliqua lui-même un bandage. Nous nous retirâmes, laissant la magnétisée endormie. Deux heures après, elle se réveil-
la, portant un bandage, à la vérité, mais arra-
chée à la mort. Cette dame continua l'application
du bandage, et aucun phénomène fâcheux ne
reparut.

Qui peut lire cette observation sans être ému?
Vous qui n'avez pas vu ni touché, ne croyez
pas! mais vous qui avez vu, qui avez touché, si
vous restiez insensibles, incrédules, je vous di-
rais: Arrière ! vous êtes des hommes de ténèbres,
des misérables!!....

On voit, d'après ce court exposé, quels sont
les mauvais et les bons fruits que l'on peut tirer
du magnétisme animal, et s'il y a soixante ans,
les Francklin, les Jussieu, les Andry, les Darcet,
les Lavoisier, etc., réunis en commission d'exa-
men, n'ont pas sanctionné, et je dirai même
légalisé, par leur approbation, l'emploi des
moyens magnétiques, c'est que ces hommes,
pleins de talents, de sciences et de sagesse,
avaient reconnu qu'une telle puissance, placée
en toutes sortes de mains, pouvait devenir très-
dangereuse, et que, par cela, le magnétisme
se trouvait en dehors de nos mœurs et contre
notre mode de civilisation.

L'académie royale de médecine et tous corps
savants constitués, appelés à examiner et à ju-

ger le magnétisme, dont les décisions doivent
être considérées comme articles de loi en matière d'hygiène publique et de civilisation, pour-
ront-ils prendre une autre route que celle tracée
par l'illustre commission citée plus haut? le doi-
vent-ils? Voilà la question importante que je
laisse à d'autres le soin de résoudre.

Je termine enfin cet opuscule, non convaincu
d'avoir écrit tout ce qu'on peut dire sur le magnétisme, sujet immense de recherches et d'é-
tudes de la plus haute philosophie, mais certain
d'avoir fait tous mes efforts pour satisfaire en
peu de mots les désirs d'hommes recommandables, tout en chatouillant cependant quelques
susceptibilités.

N'importe, fort de mes observations et de ma
conscience, j'attends sans m'émouvoir les dia-
tribes de l'ignorance et me ris à l'avance des
sarcasmes de la jalouse médiocrité.

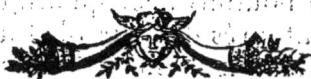

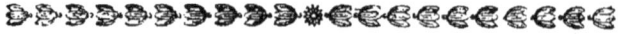

HISTOIRE

D'UNE

VARIOLE CONGÉNIALE

(PETITE VARIOLE DE NAISSANCE.)

Il est des observations en médecine qu'il est du devoir du médecin de publier, surtout quand elles peuvent intéresser la médecine légale.

En l'année 1822, rue et hôtel Hauteville, à Paris, j'assistai, dans son accouchement, madame H...., âgée de vingt-cinq ans, d'un tempérament lymphatique, qui mit au monde un enfant du sexe féminin, ayant la petite vérole. A la naissance, la face, les régions thorachique et abdoménale, ainsi que les extrémités supérieures et inférieures, présentaient environ une centaine de boutons hémisphériques blancs et nullement entourés de l'auréole rouge qui environne ordinairement chaque pustule variolique dans son développement. — Quelques heures après, il n'y avait point encore de changement ; mais, vingt-quatre heures plus tard, l'enfant, ayant rendu beaucoup de méconium mi-liquide et d'un vert-clair, ayant déjà tetté sa mère et bu de l'eau sucrée, la respiration et la circulation étant solidement établies, les pustules se

présentèrent alors entourées de l'auréole rouge,
et d'autres parurent en grande quantité, à la
face surtout. Les anciens et les nouveaux boutons continuèrent ensemble leur marche, comme
dans la variole ordinaire, jusqu'au douzième
jour de l'accouchement, où, jusqu'alors, rien
n'avait modifié les suites d'une couche natu-
relle; à cette époque, une impression morale
très-triste et très-pénible qu'éprouva la mère fit
cesser brusquement la sécrétion laiteuse; les
pustules étaient sèches à la face et commen-
çaient à se dessécher aux autres parties du
corps. L'enfant, rejetant toute autre nourriture
que le lait de sa mère, devint d'une faiblesse
extrême; c'est alors que je fis voir ma petite
malade à M. le docteur Mouillet, praticien dis-
tingué, qui, quoique surpris, n'en constata pas
moins que la maladie dont cette enfant était
affectée, et de laquelle elle devait bientôt mou-
rir, était la petite vérole; en effet, malgré nos
soins combinés, notre petite malade mourut le
treizième jour de sa naissance. Deux causes ont
contribué à la mort de l'enfant: 1° la petite vérole; 2° la suppression du lait de la mère dans
un moment où la maladie exigeait toutes les
ressources de la nature.

Nous n'avons pas fait l'ouverture du cadavre,
qui présentait bien celui d'un enfant mort de la
petite vérole. Ce qui est très-remarquable, c'est
que la mère avait eu, à l'âge de cinq ans, la
variole et en portait encore alors des traces
profondes. Enceinte de quatre mois environ,
elle alla visiter une personne qui avait la petite
vérole; quelqu'un lui ayant fait observer qu'elle
pouvait, par son séjour auprès de la malade,
donner la variole à l'enfant qu'elle portait dans

son sein, madame H.... se retira aussitôt, inquiète et troublée ; quelques jours après, elle éprouva un peu d'étourdissement, des éblouissements ; je la saignai ; je lui tirai encore du sang un mois avant son accouchement ; néanmoins, sa grossesse et sa délivrance eussent été rangées parmi les choses très-ordinaires sans ce qui vient d'être exposé.

De ces faits, tirant les conséquences suivantes, nous dirons : 1° qu'une femme étant enceinte et ayant eu la petite vérole, peut, par la fréquentation d'individus affectés de variole, exposer son enfant à la contagion ; 2° qu'un enfant peut naître vivant et bien conformé avec la petite vérole ; 3° que les boutons varioliques, pour parcourir leur période, ont besoin que la respiration soit bien établie ; 4° qu'un enfant mort-né peut présenter tous les symptômes d'une petite vérole de sept à huit jours d'invasion.

Cette observation, très-remarquable sous bien des rapports, demanderait de grands développements médico-physiologiques ; je me réserve de les faire dans la masse d'observations que je publierai un jour : ici, je ne fais que l'indiquer.

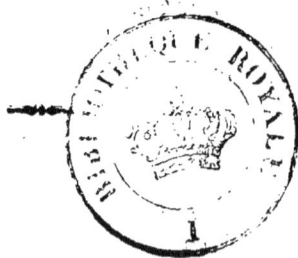

www.ingramcontent.com/pod-product-compliance
Lightning Source LLC
Chambersburg PA
CBHW070220200326

41520CB00018B/5725